CHARLOTTE WOLFF

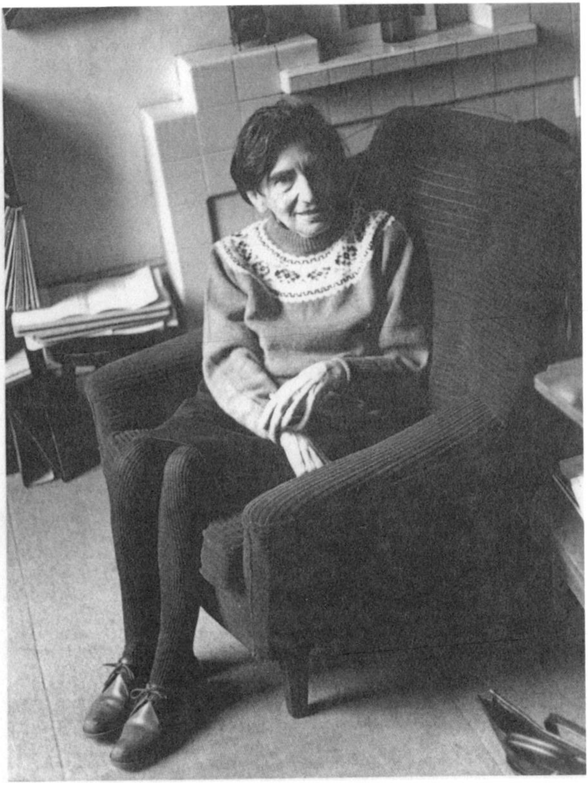

Charlotte Wolff

CLAUDIA RAPPOLD

CHARLOTTE WOLFF (1897–1986)

Ärztin, Psychotherapeutin, Wissenschaftlerin und Schriftstellerin

HENTRICH & HENTRICH
STIFTUNG NEUE SYNAGOGE BERLIN
CENTRUM JUDAICUM

JÜDISCHE MINIATUREN
Lebensbilder • Kunst • Architektur
Herausgegeben von Hermann Simon

Band 34 Charlotte Wolff

Umschlagseite vorn:
Charlotte Wolff (Fotograf/Fotografin unbekannt)

Bildredaktion: Daniela Gauding

Druck: Brandenburgische Universitätsdruckerei und
Verlagsgesellschaft Potsdam mbH

1. Auflage 2005
Printed in Germany
ISBN 3-938485-13-2

Inhalt

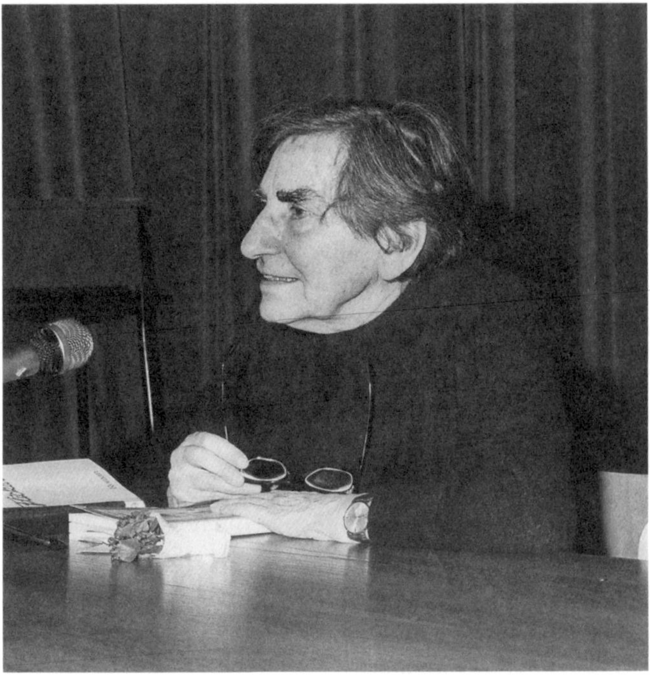

Charlotte Wolff während einer Lesung in der Amerika-Gedenk-Bibliothek, Berlin, 7. April 1978

Christa Wolf

Ein Blatt für Charlotte Wolff

In den letzten Jahren habe ich erlebt: Jeder, und vor allem: jede, die mit Charlotte Wolff in Berührung kamen, wird von ihr nachhaltig beeindruckt. Auch diese Arbeit ist ein Zeichen dafür: Die Autorin spürt fasziniert der Biografie einer Frau nach, die, eine Zeitgenossin des 20. Jahrhunderts, weil sie scheinbar widersprechende Elemente in ihrer Persönlichkeit zu vereinen wußte, aus einem schwierigen, konfliktreichen Leben, das ihr aufgezwungen wurde, Außerordentliches zu gewinnen wußte. Auch mich haben die Zeugnisse dieses Lebens stark ergriffen, ihre Autobiografien und ihre anderen Bücher, und dann, als wir uns freundschaftlich näher kamen, ihre ungestümen, offenen Briefe. Leider habe ich sie selbst nicht getroffen, allerdings eine Reihe ausführlicher Telefongespräche mit ihr geführt – sie in London, ich in Ostberlin. Selten habe ich, allein durch die schriftlichen Zeugnisse, eine derart starke Ausstrahlung von einem Menschen gespürt. Sie hat es nicht darauf angelegt. Sie hat sich spontan, begeistert anderen Menschen zugewandt, auf der Suche nach gleichgestimmten Seelen sich ihnen hingegeben. Sie hatte eine seltene Begabung zur Freundschaft, und hat diese Begabung im anderen geweckt oder gesteigert. Sie brauchte Freunde, brauchte innige Nähe, Vertrautheit und Vertrauen, hat sich den Schwingungen zwischen Menschen, die sie aufnahm, überlassen. Dabei war sie scheu, verletzlich, und ist oft verletzt worden.

Ihr Leben als Jüdin, als Emigrantin mit ganz ungewöhnlichen Arbeitsgebieten, als eine Frau, die Frauen liebte, bot einer stumpfsinnigen oder feindlichen Umgebung viele Angriffsflächen. Charlotte Wolff hat darunter gelitten, aber es war ihr schier unmöglich, sich einem Mittelmaß anzupassen und anders zu sein, anderes zu tun, als sie sein mußte und als ihr gegeben war. Dies ist das Geheimnis ihrer Anziehungskraft. Alle Menschen würden von Kindheit an manipuliert, schreibt sie einmal, wir seien umgeben von Masken, wir geraten selbst in Versuchung, uns einem Maß anzubequemen, das nicht das unsere ist, und sehen uns dieser Frau gegenüber, die auf der Suche nach dem inneren Selbst über Grenzen ging: äußere, materielle, und innere. Die unter schwierigen, manchmal gefährlichen Lebensumständen Aufgaben, »Berufe« für sich erfand, die vor ihr noch keiner sich erschlossen hatte, zum Beispiel ihre langdauernde wissenschaftliche Arbeit an der Deutung der menschlichen Hand, eine Arbeit, die in Vergessenheit geraten ist; ihre wichtigen Forschungen über lesbische Liebe und Bisexualität; ihr monumentales Werk über Magnus Hirschfeld. Es ist eine neue Form von

Wissenschaft, die sie betreibt, wonach »wissenschaftliche Entdeckungen mehr mit surrealistischem Denken als mit Logik zu tun haben«. Charlotte Wolff kann sich eine Wissenschaft ohne Menschenliebe und ohne Subjektivität nicht vorstellen und ist damit, wie ich glaube, dem heutigen versachlichten, oft in Statistiken mündenden wissenschaftlichen Denken voraus. Wie ich überhaupt das Gefühl hatte, in dieser am Schluß sehr alten Frau einen Menschen der Zukunft vor mir zu haben. Einer Zukunft, die hoffentlich beginnt.

Ich will keine Fakten wiederholen, die in der Arbeit von Claudia Rappold erforscht und dargestellt sind. Ich freue mich, daß dieser Beitrag der Öffentlichkeit zugänglich sein wird. Mein Anliegen ist es, auf die weithin unbekannten Bücher von Charlotte Wolff hinzuweisen, für sie zu werben, weil heutigen Leserinnen und Lesern aus ihnen ein großer Reichtum an Gedanken und Erfahrungen, die Bekanntschaft mit einem ungewöhnlichen Menschen entgegenkommt.

Christa Wolf

Oktober 2005

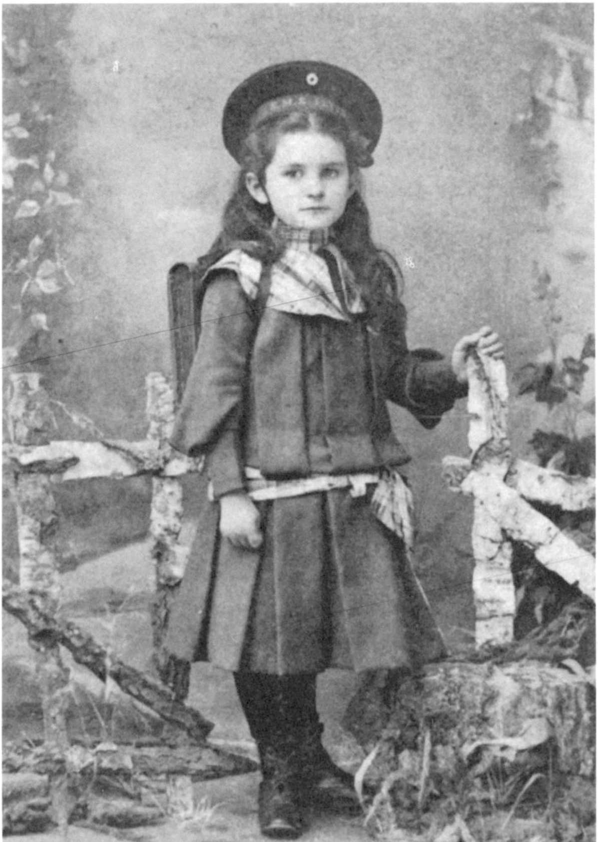

Charlotte Wolff, Erster Schultag, 1910

Charlotte Wolff (1897–1986)

Ärztin, Psychotherapeutin, Wissenschaftlerin und Schriftstellerin

Die drei Säulen menschlicher Beziehungen sind Vertrauen, Würde und Unabhängigkeit

(Charlotte Wolff: »Reflexionen 1962–1966«, Innenwelt und Außenwelt)

Aus Anlass ihres zwanzigsten Todestages soll mit diesem Band die Biografie von Charlotte Wolff wieder einem größerem Publikum vorgestellt werden.

Im Laufe ihres Lebens kam Charlotte Wolff mit sehr vielen bekannten Persönlichkeiten ihrer Zeit in Kontakt. Ihre Forschungsleistungen im medizinischen und psychologischen Bereich sind zwar weitgehend unbekannt, doch sie haben heute noch immer eine große Bedeutung.

Eva Rieger und Christiane von Lengerke, zwei Frauen, die Charlotte Wolff persönlich kennen lernten, beschrieben sie als eine »unbequeme aber leidenschaftliche Mitstreiterin« ihrer Zeit. Sie war immer Außenseiterin: Als Jüdin, als Frau in einem akademischen Beruf, als Fremde, fern der Heimat und als Lesbierin. Mit ihren Forschungsstudien bewegte sie sich ebenfalls abseits, auf wenig bekanntem Terrain, doch bewies sie immer Mut, ungewohnte Wege unabhängig vom Urteil der Fachkolleginnen und Fachkollegen zu gehen. Nachdem sie 1933 aus Deutschland geflohen war, musste sie ihre Heimat aufgeben. Die Flucht in ein Exilland bannt zwar die unmittelbare Lebensgefahr, doch erleben die Betroffenen das Gefühl der Heimatlosigkeit und der Entwurzelung. Hinzu kommt die Sorge um das Überleben in der Fremde. Bereits in den zwanziger Jahren zeichnete sich für Charlotte Wolff in Berlin eine berufliche Karriere ab, die gänzlich vernichtet schien, als sie im französischen und später im englischen Exil keine Arbeitserlaubnis erhielt. Nur einer großen Persönlichkeit mit starkem Geist ist es möglich, in solchen Situationen nicht den Mut zu verlieren und immer wieder neu anzufangen.

Kindheit und Jugend

Charlotte Wolff wurde am 30. September 1897 in Riesenburg (Westpreußen) als jüngstes Kind jüdischer Eltern der damaligen gehobenen Mittelschicht geboren. Ihre Schwester Thea war drei Jahre älter als sie. Für Charlotte Wolff war die Geburtsstadt ihr Leben lang bedeutsam. In ihrer Autobiografie *Augenblicke verändern uns mehr als die Zeit*[1] schildert sie über mehrere Seiten hinweg eindrucksvolle

Erlebnisse aus ihrer Kindheit. Sowohl die vielen Naturerlebnisse als auch die Geborgenheitserfahrungen im Haus der Eltern hinterließen solch nachhaltige Eindrücke in ihrem Leben, sodass sie viele davon auch Jahre später noch bis ins Kleinste detailliert wiedergeben konnte.
Die Beziehungen zu den Eltern und zu ihrer Schwester waren unterschiedlicher Art. Bis Charlotte zur Schule ging, war ihr Vater, der Getreidehändler war, der Mittelpunkt ihrer kleinen Welt. »Ich liebte es, mit ihm im offenen Einspänner zu fahren. Ich schmiegte mich an ihn, er legte seinen Arm um mich, und ich schlüpfte mit dem Kopf unter das Cape seines braunen Herrenmantels« (1, S. 11). Die Gefühle zur Mutter hingegen waren eher ambivalenter Natur. Ihr gegenüber empfand sie sowohl Zuneigung als auch Angst. Ihre Schwester Thea nahm sie in den frühen Jahren ihrer Kindheit kaum wahr. Doch im Großen und Ganzen fühlte sich Charlotte, die eigentlich nach väterlichem Wunsch ein Junge hätte werden sollen, von ihren Eltern geliebt. »Was auch immer meine Eltern sich gewünscht haben mögen – das ›falsche Geschlecht‹ tat ihrer Fürsorge und Liebe keinen Abbruch. Sie waren stolz auf ihre Kinder, und mein Vater führte mich mit offensichtlicher Zufriedenheit seinen Freunden und Kunden vor« (1, S. 11).
Viele Jahre später antwortete Charlotte Wolff in einem Interview auf die Frage »Inwiefern war Ihre Familie

›anders‹?« mit folgenden Worten: »Weil sie unabhängiger war als die typisch deutsche Familie, weil mir tatsächlich erlaubt wurde, meine Individualität frei zu entwickeln, weil ich weder emotional noch intellektuell beengt wurde und weil mir deshalb sämtliche Entwicklungsmöglichkeiten offenstanden« (2, S. 51).

Charlotte Wolff empfand ihren Eltern gegenüber aus diesem Grund eine tief emotionale Liebe, die sie mit Dankbarkeit für ihre Fürsorglichkeit erfüllte.

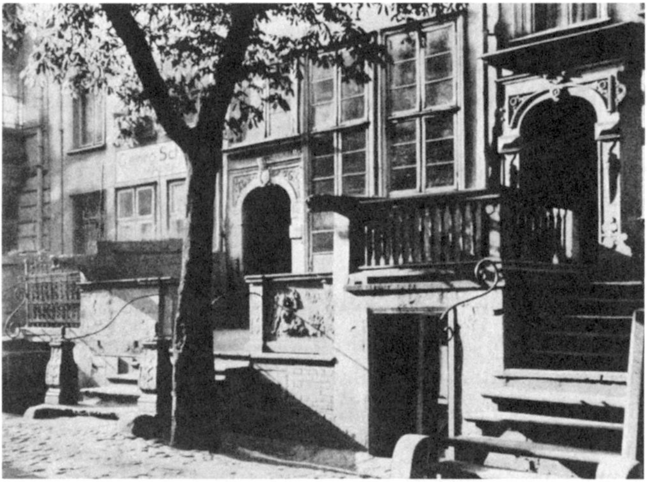

Haus des Onkels Josef Wolff in Danzig, 1926

Im Alter von neun Jahren wurde Charlotte zusammen mit ihrer Schwester nach Danzig zu ihrer Tante Auguste »in Pension« gegeben. Die Eltern wollten, dass ihre Kinder eine gute Ausbildung bekamen und dass für ihre Gesundheit bestens gesorgt würde. Charlotte und Thea mussten orthopädisch behandelt werden und die Schulverhältnisse in der Heimatstadt waren ungünstig. Der Umzug nach Danzig bewirkte, dass Charlotte nun ihre Schwester Thea wahrnahm, was wohl mit der für sie sehr schmerzlichen Trennung von ihrem geliebten Heimatort Riesenburg zusammenhing. »Ich vermißte Riesenburg schrecklich... die Lücke, die Riesenburg hinterließ, konnte durch nichts gefüllt werden« (1, S. 37). Die Sehnsuchtsgefühle wirkten sich auch psychosomatisch aus. In ihrer Autobiografie *Innenwelt und Außenwelt*, die Charlotte Wolff bereits einige Jahre vor *Augenblicke verändern uns mehr als die Zeit* verfasste, und in der die Autorin in erster Linie ihre innere Gefühlswelt darstellt, beschreibt sie ihren damaligen Seelenzustand wie folgt: »Der Wechsel war für mich abrupt und bestürzend, was sich in Schlafstörungen äußerte. Ich wachte gewöhnlich mitten in der Nacht vor Herzklopfen auf, ging in das Schlafzimmer meiner Tante, wo ich gleich in den Arm genommen wurde und dann friedlich ins Bett zu gehen pflegte. Obwohl ich in ihrer Zuneigung und Besorgnis Trost fand, lebte ich nicht wirklich in meiner Umgebung. Die meinige war eine Warteraum-Existenz, ich wartete auf den Zug, der mich zu meinen Eltern zurückbringen würde, meinen Freunden, meinem Zuhause, meiner Stadt. Ich wußte alle Zugstationen zwischen Danzig und Riesenburg und die Zeit, die man von einer zur anderen brauchte, auswendig. Ich blühte in den Ferien auf, während die Zeiten dazwischen Ausdauertests waren, unter denen ich sehr litt« (3, S. 36 f.).

Doch auch die seltenen Ferienaufenthalte im geliebten Riesenburg hatten bald ein Ende, da ihre Eltern im Jahr 1913 ebenfalls nach Danzig übersiedelten. Anstatt sich jedoch über diese Wiedervereinigung zu freuen, wandelten sich Charlottes Gefühle gegenüber den Eltern, da sie »mehr verloren als gewonnen« (3, S. 37) hatte, denn sie fühlte sich ihrer früheren Welt, die sie liebte, nun endgültig beraubt.

Charlotte war eifrig darauf bedacht viel zu lernen, damit sie später aufs Gymnasium gehen konnte. Ihre Eltern meldeten sie in der Viktoria-Schule an, die für ihren hohen Ausbildungsstandard bekannt war. Von jetzt an orientierte Charlotte sich mehr nach außen. »Kurz nach meiner Einschulung in die Viktoria-Schule fühlte ich mich sehr zu einem jüdischen Mädchen meiner Klasse hingezogen, und ich sehnte mich danach, in ihrer Nähe zu sein. ... Ich wollte ihre Hand halten und sie küssen. Sie sagte nichts, gab aber nach. Warum hatte ich mich in sie verliebt? Sie war keine Schönheit. ... Und doch vergaß ich sie nie, auch nicht, als ich mich ein oder zwei Jahre später in Ida verliebte, eine russische Jüdin. ... Zur selben Zeit betörte mich ein anderes jüngeres Mädchen in der Schule, mit dem ich während der großen Pause auf dem Schulhof am liebsten zusammen war. ... Doch der Mittelpunkt meines Lebens war Ida, 16 Jahre alt, drei Jahre älter als ich« (1, S. 39 ff.).

Rückblickend auf diese Zeit stellte Charlotte fest, dass es für sie nie etwas Fremdartiges war, sich in Frauen zu verlieben. Sie machte sich darüber keine Gedanken, da es für sie vollkommen natürlich war. Auch ihre Eltern machten ihr zu keiner Zeit Vorwürfe, sondern nahmen sie so wie sie war. »Weder Ida noch ich hatten jemals den Begriff Homosexualität gehört, noch wußten wir irgend etwas über gleichgeschlechtliche Liebe. Wir erlebten unsere Zuneigung ohne Angst, ohne Etikett, ohne Liebesvorbilder. Wir liebten uns ganz einfach. Uns zu küssen, bedeutete die größte Lust, und wir küßten uns zu jeder Stunde. Wenn wir miteinander schliefen, lagen wir mit engumschlungenen Beinen da und unser beider Münder verschmolzen zu einem. Das waren die glücklichsten Nächte, die ich je erlebt hatte. Wir hatten keine Angst, kein Schuldgefühl, und unsere Eltern, denen unsere Zuneigung wohl bewußt war, sahen entweder nichts Außergewöhnliches darin, oder wenn, ließen sie es uns nicht merken. ... Später stellte ich fest, daß meine Eltern um meine Liebe zu Frauen wußten. Sie stellten mir keine Fragen, sondern akzeptierten mich so, wie ich war« (1, S. 41).

Vor Menschlichkeit verbergen
Will ich für dich meinen Glanz
Mit sanft geschlossenen Lidern
Durchtaste ich die Nacht.

Ob du mich einmal riefest
Hütetest du scheues Licht
Verborgen, mit dunkelndem Auge,
Das mir die Heimat gibt?

Stirn und Mund und Hände
Wende nicht zu dir zurück,
Wir müssen dann beide erkalten
Und alles Leben lügt.

Charlotte verfügte bereits in sehr jungen Jahren über eine erstaunlich gute Selbstbeobachtungsgabe. Dies wird deutlich, wenn man sich die beiden folgenden Erlebnisse, die sie während ihrer Kindheit und Jugend hatte, vor Augen führt. Im Alter von noch nicht ganz drei Jahren erinnert sie sich, dass man sie zum Mittagsschlaf ins Bett gelegt hatte, als sie plötzlich den Drang verspürte, sich aufzusetzen. »Eine überwältigende Erregung ging durch meinen Körper. Ich fühlte meine eigene Gestalt, ich sah mich selbst, zum ersten Mal in meinem Leben..., mein Identitätsbewußtsein war erwacht. ...Von da an konnte ich mich selbst beobachten. Es war die Geburt meines Selbst. Von diesem Augenblick an fühlte ich mich getrennt von meinem geliebten Vater und meiner mich manchmal beängstigenden Mutter. Ich war Ich, ich war das Zentrum meines Lebens. ... Es war die Geburt meiner Identität« (1, S. 21).

Ein ähnliches Erlebnis hatte Charlotte im Alter von 16 Jahren. „In einer engen Straße... mußte ich anhalten. ... Ich empfand ein wundervolles Schweben. ... Eine unbekannte und mächtige Kraft hatte von mir Besitz ergriffen, eine Kraft, die zu stark für mich war, sie zu fassen. ... Ich hatte die Geburt meines kreativen Geistes erfahren, die Geburt dessen, was über Materie und sichtbare Welt hinausreicht« (3, S. 37 f.).

Nach dieser inneren Selbstschau empfand Charlotte ihr Leben anders. Sie schrieb unzählige Gedichte, las Platon, Kant, Nietzsche und Spinoza. Ihre neue Welt war von nun an die Welt der Kunst, der Literatur und Philosophie. Auch sah sie jetzt die Stadt Danzig mit ganz anderen Augen. »Nach meinem außergewöhnlichen Erlebnis war es mir wie Schuppen von den Augen gefallen, und die alte Architektur Danzigs wurde für mich lebendig« (1, S. 51). Doch obwohl sie ihr neues Wahrnehmungsvermögen durchaus positiv erlebte, fühlte sie sich andererseits auch uneins mit ihrer Umgebung. Sie suchte nach einer eigenen Welt und isolierte sich mehr und mehr. »Ich begann in einer Welt zu leben, die ausschließlich nur mir gehörte, in einer Atmosphäre angespannter, aber glücklicher Isolation« (3, S. 39). »Von jetzt an fand ich die Gegenwart meiner Mitschüler unerträglich. Ich hatte mich ohnehin nicht zu ihnen hingezogen gefühlt und bereits sehr früh eine Abneigung gegen das Gekicher und Getuschel der Mädchen über Lehrer entwickelt. Nun fühlte ich mich wie in einer anderen Welt, eingesperrt in eine falsche Gesellschaft. Nur meine Liebe zu Fräulein Haberfeld und meine Zuneigung zu Dr. Maynard machten es mir möglich, ein junges Mädchen zu mimen, obwohl ich schon längst erwachsen war« (1, S. 51).

In dieser Zeit der Zurückgezogenheit wuchs auch Charlottes Kritik an den Eltern. Diese lebten in den Augen von Charlotte in einer materialistischen Welt, die sie für eine »Form des Diebstahls« hielt und die sie verabscheute. Gegenteiliges erlebte Charlotte bei den Eltern von Ida. »Sie verbeugten sich nicht vor dem Gott des Mammon, und doch florierte ihr Geschäft« (1, S. 42).

Die Suche nach Einsamkeit, verbunden mit langen Spaziergängen durch Danzig, verstärkte sich noch, als Ida Charlotte ein Foto von Lisa zeigte. Lisa war Idas beste Freundin in Odessa, eine russische Jüdin, die derzeit in Berlin lebte. Charlotte verliebte sich auf Anhieb in Lisa. »Wann immer ich konnte, betrachtete ich dieses Foto. Ich träumte von ihm; ich wußte, Lisa war jemand, den ich kennenlernen *mußte*, obwohl ich zu dem Zeitpunkt keine Ahnung hatte, wie ich das bewerkstelligen sollte« (3, S. 55 f.). »Die Photographie ließ vor meinem inneren Auge das Bild von Dostojewskis Nastasia Filippowna erstehen, einer Frau zum Träumen. Ich hatte bis dahin die meisten seiner Romane gelesen; geradezu verschlungen, und immer wieder aufs Neue gelesen hatte ich ›Der Idiot‹. Ich hatte mich in die Figur der Nastasia verliebt, eine der attraktivsten Frauen, die jemals in einem Roman dargestellt worden waren! ... Lisa war die Reinkarnation meines weiblichen Ideals. Doch sie war keine Romangestalt, sie lebte eine nur zehnstündige Zugfahrt von Danzig entfernt, und ich würde ihr vielleicht eines Tages begegnen. Diese Vorstellung erregte mich sehr. Von dem Tag an begann ich ein Doppelleben. Ich ›existierte‹ nur in meiner alltäglichen Umgebung. Mechanisch lebte ich als Schulmädchen in Danzig, während mein wirkliches Leben in meiner Phantasie stattfand. In meinen Tagträumen traf ich Lisa und führte Gespräche mit ihr. ... Mehr als je zuvor suchte ich die Einsamkeit, denn ich wollte allein sein mit der Frau meiner Träume« (1, S. 43).

Die Sehnsucht, Lisa persönlich in Berlin zu treffen, ließ in Charlotte einen Plan aufkeimen, der ihr dies ermöglichen sollte. Seit dem elften Lebensjahr litt Charlotte unter einer chronischen Kiefer- und Stirnhöhlenentzündung, die unter anderem auch den schulischen Erfolg gefährden könnte. Charlotte bat ihre Eltern, die Meinung eines zweiten Experten, Dr. Jansen in Berlin, einzuholen. Die Eltern willigten ein. Als Charlotte die drei Jahre ältere Lisa in

Berlin traf, war sie außer sich vor »Aufregung und Glück«. »Ich hatte mich vor zwei Jahren in ihre Photographie verliebt – und jetzt liebte ich *sie*« (1, S. 55). Nach diesem Treffen in Berlin kamen die beiden jungen Frauen in regen Briefkontakt und wenige Monate später bat Lisa Charlotte, in den Sommerferien nach Berlin zu kommen. Die Eltern hatten nichts dagegen und so verbrachte Charlotte im Sommer 1915 fünf Wochen bei Lisa.
Doch die beiden jungen Frauen hatten zunächst trotz ihres vorangegangenen intensiven Briefwechsels Schwierigkeiten im Umgang miteinander. »Lisa und ich gingen ziemlich unbeholfen miteinander um. Nach der Intimität der Briefe und Gedichte, die ich ihr geschickt hatte, fühlte ich mich in der neuen Situation verloren« (1, S. 57).

Weil du niemals kamst
Weil in keinem Schritt
Du mich zu dir nahmst
Bis ich langsam glitt
Hintenübersank

Meine Kehle preßt
Eine Träne scheint
Wen sein Stern verläßt
Der ist keinem Freund
und vor Heimweh krank.

Da Lisa sich Charlotte gegenüber eher abwartend, ja sogar manchmal ›grausam‹ verhielt, ging Charlotte häufig alleine den Kurfürstendamm hinunter zum ›Café des Westens‹, einem berühmten Treffpunkt von Künstlern und Schriftstellern. In diesem Café hielt sich auch die Dichterin Else Lasker-Schüler häufig auf. Charlotte lernte sie kennen. »Ich fand sie bezaubernd und sonderbar zugleich, und obwohl es mir schmeichelte, daß sie mich ansprach, empfand ich ihr gegenüber keine Scheu«, erinnert sich Charlotte Wolff in ihrer Autobiografie. Durch Else Lasker-Schüler bekam Charlotte einen besonderen Zugang zur Malerei von Franz Marc, Wassily Kandinsky, Paul Klee und Emil Nolde. Die Bilder in Herwarth Waldens Galerie ›Sturm‹ wurden für sie zum Schlüssel ihres Verständnisses und ihrer Liebe zur modernen Kunst. Auf Wunsch von Else Lasker-Schüler traf sich Charlotte mit deren Sohn. Eine erhoffte Brieffreundschaft zwischen ihnen entwickelte sich aber nie, da sie sich vom ersten Blick an nicht leiden mochten. Else Laker-Schüler und Charlotte blieben aber für einige Zeit in Briefkontakt. Als Lisa von dieser Bekanntschaft erfuhr, brach das Eis zwischen ihr und Charlotte. Von nun an verbrachten sie viel Zeit miteinander und gingen Arm in Arm durch die Straßen von Berlin. Trotzdem war Charlotte bei ihrer Rückkehr nach Danzig nicht unglücklich. »Ich empfand sogar ein Gefühl der Erleichterung, das Nachlassen nervöser Anspannung und war froh, allein zu sein; denn ich brauchte Ruhe und Frieden, um über das Geschehene nachzudenken und einen Gefühlsdruck zu absorbieren, der zu stark für mich gewesen war« (3, S. 61).

Bald nach ihrer Rückkehr nach Danzig lud Lisa Charlotte ein, auch die Weihnachtsferien in Berlin zu verbringen. Lisa würde bald darauf mit ihrer Mutter und ihrer Schwester nach Russland zurückkehren. Dieses Mal erlaubten die Eltern Charlotte die Reise nach Berlin nicht, weshalb sie heimlich abfuhr. Als dann nach diesem Aufenthalt in Berlin der endgültige Abschied zwischen Charlotte und Lisa anstand, wollte keine der beiden ihn wahrhaben. »Wir betrachteten die Trennung als unwirklich. Ich verließ sie am Bahnhof mit einer merkwürdigen Ruhe und winkte, als der Zug abfuhr. Als ich an einer großen Bahnstation mitten zwischen Berlin und Danzig ankam, sprang ich aus dem Zug und kletterte in den Gegenzug auf der anderen Seite des Bahnsteigs, der mich zu ihr zurückbrachte« (1, S. 61 f.). Als Charlotte drei Tage später nach Danzig zurückfuhr, waren ihre Eltern so glücklich, sie wohlbehalten daheim zu haben, dass sie ihr dieses Abenteuer verziehen.

In den nun folgenden Monaten lebte Charlotte sehr zurückgezogen. »Ich hatte wenige Freunde und vertraute niemandem. Eifersüchtig hütete ich die Schätze meiner Erfahrungen in Berlin und zeigte niemandem meine Gedichte. Verschwiegenheit und Verschlossenheit wurde in einer

nicht adäquaten Umgebung zur Notwendigkeit, damit ich mein Identitätsgefühl bewahren konnte« (3, S. 63). Nur die Freundschaft mit Walli, einer viel versprechenden jungen Malerin, halfen ihr über den Trennungsschmerz hinweg.
Charlotte Wolff beendete ihre Schulzeit am Realgymnasium der Viktoria-Schule in Danzig im Jahre 1920 mit dem Abitur.

Studienzeit

Obwohl Charlotte Wolff ursprünglich Philosophie und Literaturwissenschaften studieren wollte, überredeten ihre Eltern sie zum Studium der Medizin, damit sie »ein Auskommen« (1, S. 64) habe. Zum ersten Studienjahr reiste sie nach Freiburg. Dort belegte sie Vorlesungen sowohl in Medizin als auch in Philosophie. Charlotte Wolff betrachtete es als ein großes Glück, dass sie in dieser Zeit bei den zur damaligen Zeit größten Philosophen, nämlich Edmund Husserl und Martin Heidegger, Lehrveranstaltungen besuchen konnte.
Als Charlotte Wolff erfuhr, ihre russische Freundin Ida sei nach Königsberg zurückgekehrt, setzte sie ihre Studien an Kants Universität fort. Obwohl die beiden Frauen ihre ehemals gute Beziehung nicht wieder neu beleben konnten, fühlte Charlotte sich der Familie ihrer Freundin sehr nahe. Diese waren Zionisten, wie viele Juden, die Russland

während der Pogrome im Jahr 1905 verlassen hatten. Charlotte bewunderte den Idealismus, den Glauben und das Sendungsbewusstsein dieser Juden, doch blieb der Zionismus damals für sie selbst nur eine romantische Idee. Später erinnert sich Charlotte Wolff: »Wie seltsam, daß es mir zu dieser Zeit nicht in den Sinn kam, ich könnte in demselben Boot sitzen wie sie! Solch mangelndes Bewußtsein ist ein weiterer Beweis für den Selbstschutz, für die Scheuklappen, die Menschen daran hindern, ihre eigene, wenig schmeichelhafte Situation zu durchschauen. Heute wünsche ich mir oft, ich hätte diesen eingeengten Blickwinkel schon damals ablegen können. Das hätte mich von der falschen Vorstellung befreit, Deutschland sei *mein* Land. Ich konnte mich nicht als ein Außenseiter fühlen, wie es diese Zionisten taten. ... Obwohl ich mich nicht mit den Zionisten identifizieren konnte, hatte ich ihre Überzeugung wahrscheinlich unbewußt akzeptiert, denn ich erinnerte mich lebhaft an sie, als auch für mich die Zeit kam, mir ein neues Heimatland zu suchen. Die Art, wie sie lebten, trug damals schon – lange vor den Juden der heutigen Generation – dazu bei, die karikaturhafte Vorstellung über ›den Juden‹ zu ändern, eine Vorstellung, die für die Erniedrigung der Juden und einen Gutteil des Antisemitismus verantwortlich war« (1, S. 72 f.).
Bereits nach zwei Semestern verließ die Studentin Königsberg und verlegte ihre weiteren Studien nach Tübingen.

Für Charlotte war es immer wichtig, dass sie sich frei fühlen und sich jederzeit zurückziehen konnte. Beides war für sie in Tübingen möglich. Zudem hatte die medizinische Fakultät der alten Universität dort einen guten Ruf. »Professor Ernst Kretschmer, dessen Buch ›Körperbau und Charakter‹ als Pionierwerk der psychosomatischen Typenlehre gilt, war Direktor der psychiatrischen Abteilung. Professor von Möllendorf unterrichtete Embryologie, damals ein neuer Zweig der Medizin« (1, S. 76). Wiederum blieb Charlotte nur zwei Semester in dieser Stadt, wobei sie am Ende dieser Zeit zum ersten Mal in ihrem Leben mit dem Antisemitismus, der zu dieser Zeit in Deutschland immer offener zu Tage trat, konfrontiert wurde. Der Weigerung einer Kellnerin in einem Restaurant, sie zu bedienen, legte sie ein antisemitisches Motiv zu Grunde und diese Ablehnung erschütterte sie zutiefst. »Ich hatte ohnehin geplant, wieder die Universität zu wechseln, aber jetzt hatte ich es eilig abzureisen« (1, S. 78). In ihren Autobiografien äußert sich Charlotte Wolff leider nur selten zu den politischen Vorgängen um sie herum.

Für das Abschluss-Examen ihres Medizinstudiums wählte Charlotte Wolff Berlin. Ein Berliner Abschluss war damals für die weitere Berufslaufbahn günstig. Zudem war Berlin der Mittelpunkt des kulturellen Lebens in Deutschland. Obwohl die Inflation in Deutschland bereits weit fortgeschritten war, konnten die Eltern Charlotte zu diesem

Zeitpunkt noch finanziell unterstützen, und so konnte sie ihrem Bedürfnis nach kulturellem Leben nachkommen. Noch vor ihrem Aufenthalt in Berlin fuhr sie nach Heidelberg und Mannheim und traf dabei mit mehreren namhaften Künstlerinnen und Künstlern zusammen, wobei wohl die Bekanntschaft mit der Bildhauerin Jula Cohen zu der für sie wichtigsten wurde, denn diese schlug vor, Charlotte Wolff mit ihrem engen Freund, dem Dichter Walter Benjamin, bekannt zu machen.

Als Charlotte dann zu ihrem letzten Studienabschnitt nach Berlin kam, begann für sie die aufregendste Zeit ihres Studentenlebens. „In der Atmosphäre der 20er Jahre atmete man die Luft von Freiheit und Toleranz. Welche sinnlichen und emotionalen Bedürfnisse man auch immer hatte, hier wurden sie befriedigt. ... Es war der berühmte Tanz auf dem Vulkan. Zu keiner Zeit hatte es ein solch kreatives Verlangen unter den deutschen Künstlern und Denkern gegeben. Die Kultur stand in voller Blüte, während das Land in den Abgrund taumelte. Es war die Zeit des Überschwanges erotischer Vergnügungen und intellektueller Späße, mit denen Theaterstücke, Chansons und Cabarets gewürzt wurden« (1, S. 81 f.). Charlotte Wolff kam dem Vorschlag von Jula Cohen nach und stellte den Kontakt mit Walter und Dora Benjamin her. Deren Ehe benötigte zu diesem Zeitpunkt eine dritte Person, die eine Art ›Vermittlerrolle‹ einnehmen sollte. Charlotte Wolff mit ihrer

»außergewöhnlichen psychologischen Intuition« (4, S. 131) fiel es sicherlich nicht schwer, diesen Platz einzunehmen. Die Benjamins empfingen Charlotte warm und gastfreundlich und es begann eine lang anhaltende Freundschaft.
Berlin war mit seinem freiheitlichen, von Kreativität strotzenden Klima ein Eldorado, besonders für junge Frauen, und ganz besonders für Künstlerinnen und Kulturschaffende. »Es ist fast unmöglich, der Aufgabe, gleichzeitig ablaufende Ereignisse zu beschreiben, gerecht zu werden. Man wünscht sich, die Palette eines Malers zur Verfügung zu haben, um nebeneinander darzustellen, was beim Schreiben unglücklicherweise nacheinander geschildert werden muß« (1, S. 90).
Charlotte Wolff begegnete in dieser Zeit vielen Menschen, die für ihren weiteren Lebensweg wichtig wurden. Sie lernte zum Beispiel den Romanschriftsteller Franz Hessel kennen auf Grund der Gedichte, die sie schrieb. Er lud sie ein, mit ihr über die Veröffentlichung einiger ihrer Gedichte zu sprechen, da er der Herausgeber der Zeitschrift *Vers und Prosa* war. »Die meisten meiner Gedichte waren Liebesgedichte für Frauen. Mein Gefühl, daß Liebe eine Sache ist, die sich nur zwischen Frauen abspielt, entsprach meiner festen Überzeugung, solange ich mich erinnern kann. Diese Sicherheit änderte sich nicht, obwohl ich klar erkannte, daß dies *meine* Art zu lieben war, und sie sich von der vieler anderer Menschen unterschied« (1, S. 75).

Die Atmosphäre in Berlin schien Charlotte gut zu tun. Sie hatte das Gefühl, mit jeder Faser ihres Körpers zu leben. Sie lernte das Nachtleben Berlins kennen und hielt sich viel in Clubs und Bars für Lesbierinnen auf. »Die zwanziger Jahre stellen in der Geschichte homosexueller Frauen einen besonderen Zeitabschnitt dar. Es gab in dieser Zeit in Deutschland eine große lesbische Subkultur mit ausgeprägter Infrastruktur bestehend aus Treffpunkten, Zeitschriften und Verbänden« (5, S.8). Auf die Frage, welche Lokale Charlotte Wolff damals besuchte, antwortete sie in einem Interview mit Ilse Kokula: »Das schönste Lokal war ein eleganter Club, in dem aber auch Männer an den Wänden an schönen Tischen saßen. Es war elegant, es war die berühmte lila Farbe, die immer mit schwul verbunden ist. Die Dekoration war in leichtem lila, alles war sehr bequem und es war ganz bekannt, daß das ein lesbisches Lokal war. ... Es waren die *Verona Stuben*, die *Verona Diele*, die nach meiner Erinnerung in der Bleibtreustraße war. ... Und dann gab es noch ein anderes, das war sehr mysteriös und sehr verführerisch. Und das war in der Gleditschstraße 13. ... Ja, ich erinnere mich, das wurde der *Toppkeller* genannt, und da setzte man sich an einen Tisch« (6, S. 27).

1919 gründete Magnus Hirschfeld das *Institut für Sexualwissenschaften* mit dem Anliegen »für die Rehabilitation der Homosexuellen mit den Waffen des Geistes und der Wissenschaft zu kämpfen« (7, S.23). Der erste Weltkrieg brachte die ersten Ansätze des Entstehens der lesbischen Subkultur beinahe vollständig zum Erliegen, doch jetzt kam die lesbische Blütezeit. »Das lesbische Leben pulsierte – trotz der Massenarmut – in den lesbischen Bars und auf Bällen, von denen es etwa 50 gab« (7, S. 24).

Charlotte lernte bald Katharine kennen, deren Nachnamen sie in ihren Autobiografien nicht nennt, und mit ihr ging sie ihre erste dauerhafte Beziehung ein. Alles in allem hatte sie in Berlin die Zeit und Kraft, auch ihr Studium erfolgreich fortzusetzen. Sie besuchte in der Charité Veranstaltungen in Pathologie und Vorlesungen in Innerer Medizin und Psychiatrie. Die Unterweisungen erfolgten durch die Professoren Lubarsch, Kraus, Zondek Czerny und Karl Bonhoeffer.

Im Januar 1925 beendete sie ihr Medizinstudium mit dem Staatsexamen und der 15. Februar 1926 war der Tag ihrer Approbation.

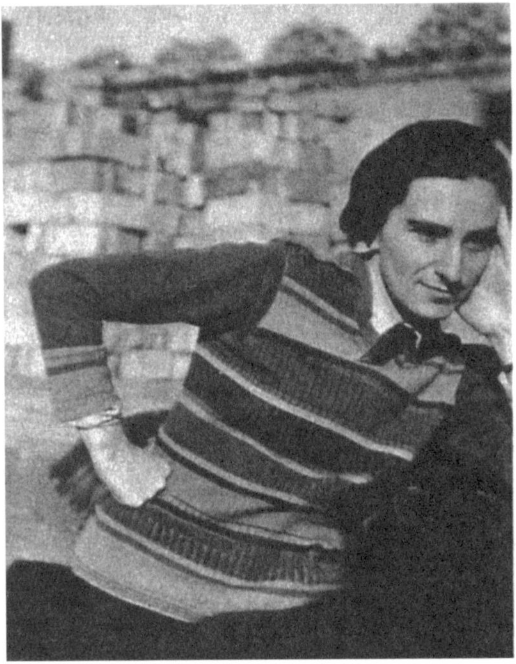

Charlotte Wolff als Ärztin in Berlin, 1932

Berufsleben

Charlotte Wolffs erste Anstellung als Ärztin war im Berliner Virchow-Krankenhaus. Dort begann sie sich nicht nur für die gesundheitlichen, sondern auch für die sozialen Probleme ihrer Patientinnen und Patienten einzusetzen und sie begriff, dass viele Krankheiten psychosomatisch bedingt sind. Ihrer damaligen Zeit war sie mit ihren Ansichten damit bereits weit voraus, hatte sie doch das Gespür, den Menschen in seiner Gesamtheit zu sehen. »Ich erkannte, daß die psychologische Seite des körperlichen und sozialen Gesundungsprozesses von der Medizin bisher unterschätzt worden war. In diesem einen Jahr lernte ich mehr als in den vorherigen fünf meines Studiums« (1, S. 110).

Da aber ihr Beruf nicht ihrer wahren Berufung entsprach, nämlich sich literarisch und poetisch zu verwirklichen, litt sie bald an einer inneren Zerrissenheit, die sich in Depressionen und nervösen Erschöpfungszuständen äußerte. Obwohl sie ein Vorbild in dem Arzt und Dichter Gottfried Benn hatte, schaffte sie es nicht wie er, medizinische Praxis und Poesie zu verbinden. Katherine unterstützte sie und auf Grund dessen lernte Charlotte Dr. Alice Vollnhals kennen, die bei den Allgemeinen Krankenkassen in Berlin die Abteilung für Präventivmedizin leitete. In den Jahren der Weimarer Republik stellte sich der Konflikt der Berliner Ärztinnen im Kampf gegen den Paragrafen 218 des Strafgesetzbuches besonders pointiert dar. Sie standen zwischen Sozialreform und Eugenik. Der Zuwachs an Frauen in der Ärzteschaft war in dieser Zeit enorm hoch, wobei Berlin die weitaus größte Konzentration von Ärztinnen in Deutschland vorweisen konnte. Die Städtischen Gesundheitsdienste und die Krankenversicherungen, die zu dieser Zeit den größten Anteil der weiblichen Ärzteschaft beschäftigte, bildeten damals einen wichtigen Teil des Weimarer Sozialleistungsnetzes. Man betrachtete die Ärztinnenquote als »Vorfront der Kampagne für Sexualreform und für das Selbstbestimmungsrecht der Frauen über ihren Körper« (8, S. 188). Zudem konnten in diesen Arbeitsbereichen die weiblichen Ratsuchenden als ganzheitliche Personen mit ihren familiären und sexuellen Problemen wie auch in ihren emotionalen und wirtschaftlichen Unsicherheiten behandelt werden, statt nur nach einer technischen Lösung eines medizinischen Problems zu suchen. Als nun Dr. Alice Vollnhals Charlotte Wolff kennen lernte, bot sie ihr einen Arbeitsplatz in der Schwangerschaftsfürsorge an. Die Zusammenarbeit mit den dort engagierten Sozialarbeiterinnen befruchtete Charlotte Wolffs Arbeit und sie erlebte eine angenehme Atmosphäre. Sie bekam immer leicht Kontakt zu Menschen und war bereit, ihnen zuzuhören und zu helfen. Ihr Interesse an psychosozialer Medizin und an Sexualmedizin wurde bei dieser Tätigkeit geweckt. »Nie habe ich mich zufriedener und sicherer gefühlt als wäh-

rend der fünf Jahre als Ärztin bei den Krankenkassen Berlin« (1, S. 113).
Doch sie zweifelte an ihren Fachkenntnissen und litt deshalb an verschiedenen Ängsten. So musste sie zum Beispiel in dieser Zeit gegen eine sehr unangenehme Form von neurotischer Angst, der Agoraphobie, kämpfen. Diese befiel sie völlig unvorhergesehen im Jahre 1928. Nach einem längeren Aufenthalt mit Katherine in einem Sanatorium in Tirol legten sich ihre Ängste. Als Charlotte aber ein Jahr später vom plötzlichen und unerwarteten Tod ihrer Schwester erfuhr, brach sie zusammen. Erst die Arbeit in den Ambulatorien verhalf ihr wieder auf die Beine, nachdem ärztliche Behandlungsmethoden versagt hatten.
Obwohl sie jegliche Form von Organisation verabscheute, wurde Charlotte auf Grund von Überzeugungskünsten ihrer Kollegin Minna Flake aktives Mitglied des Vereins Sozialistischer Ärzte, der eng mit der USPD zusammenarbeitete. Minna Flake war es, die Charlotte Wolff die Augen gegenüber der damaligen politischen Situation öffnete. Die Ziele der NSDAP wurden mehr und mehr umgesetzt. »Bis dahin hatte mich die Situation ethnischer Minoritäten und der Antisemitismus kalt gelassen. ...Doch trotz meines erweiterten politischen Bewußtseins fühlte ich mich noch sicher. Meine Arbeit war erfolgreich... und (ich) wurde schließlich stellvertretende Direktorin der Schwangerschaftsfürsorge-Dienste« (1, S. 118). Zudem wurde ihr die Einrichtung der

ersten Klinik für Schwangerschaftsverhütung in Deutschland übertragen. Diese Pionierarbeit erfüllte sie mit Enthusiasmus und die Erkundung eines neuen Territoriums der Familienplanung, einschließlich der damit verbundenen psychologischen Beratungen übte große Anziehungskraft auf sie aus. Alice Vollnhals anerkannte ihre Arbeit und dies ermutigte Charlotte Wolff dazu, »neue Wege in Richtung auf die soziale und psychologische Medizin einzuschlagen. Ich war fest entschlossen, meinen Beitrag zu diesem fortschrittlichen Unternehmen zu leisten, das die Grenzen traditioneller, gesellschaftlicher und medizinischer Einstellungen sprengte« (1, S. 119). Bereits ihre Promotion im Jahre 1928 setzte sich mit dieser Thematik auseinander: *»Die Fürsorge für die Familie im Rahmen der Schwangerenberatung der Ambulatorien des Verbandes der Berliner Krankenkassen«* war das Thema ihrer Dissertation in der Medizin.

Auf Grund ihrer Tätigkeit in der Schwangerenberatung und durch den Kontakt mit Frauen, die sich in Not befanden, entwickelte Charlotte Wolff ein feines Gespür für jegliche sozialen und psychologischen Zusammenhänge, die diese Menschen in ihren jeweiligen Situationen betrafen. So wurde bereits in den frühen Jahren ihrer beruflichen Laufbahn deutlich, dass Charlotte Wolff die psychologische Seite des Menschen als einen wichtigen Gesichtspunkt in ihrer Diagnose betrachtete und dass ihre Tätigkeit in diesem Bereich sie selbst in ihrem Beruf zufrieden stellte. Deshalb ist es auch nicht verwunderlich, dass sie sich auf diesem Gebiet weiterbildete. Sie besuchte zusammen mit ihrer Freundin Katherine einen Kurs in Chirologie, der von Julius Spier, einem bekannten Handleser dieser Zeit, abgehalten wurde. Charlotte Wolff war fasziniert von dessen psychologischer Fähigkeit, mit der er aus der menschlichen Hand lesen konnte und wie er daraus Charaktermerkmale und bestimmte gesundheitliche Bedingungen diagnostizieren konnte. Julius Spier war damals nicht in der Lage, eine wissenschaftliche Methode daraus zu entwickeln, da er rein intuitiv arbeitete und sich autodidaktisch weitergebildet hatte. Für Charlotte Wolff wurde bei den Chirologie-Kursen deutlich, dass die menschliche Hand ein wichtiges diagnostisches Werkzeug sein kann, und sie wurde dazu angeregt, dieses Thema weiter zu verfolgen. Die Besuche bei Julius Spier waren der erste Kontakt mit der Chirologie – weitere Studien zu diesem Wissensgebiet sollten erst zu einem späteren Zeitpunkt erfolgen, obwohl sie in einem Interview sagte, dass sie bereits ab diesem Zeitpunkt die Hände ihrer Patientinnen und Patienten »heimlich – aber es kam dann heraus« (9, S. 31) untersuchte.

Ende der 20er Jahre wurde eine weitere Bekanntschaft für den künftigen Lebenslauf von Charlotte Wolff wichtig, dessen Bedeutsamkeit sich jedoch erst später herausstellte. Helen Hessel, die Ehefrau von Franz Hessel, lud Charlotte zu einem Urlaub in die Normandie ein. Mit dabei war

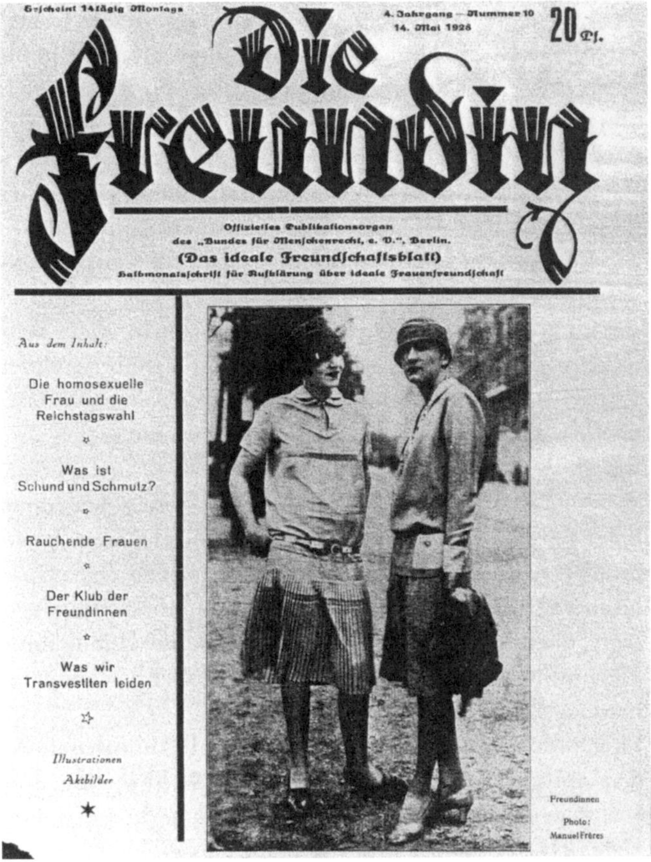
Erscheint 14tägig Montags

Die Freundin

4. Jahrgang — Nummer 10
14. Mai 1928

20 Pf.

Offizielles Publikationsorgan
des „Bundes für Menschenrecht, e. V.", Berlin.
(Das ideale Freundschaftsblatt)
Halbmonatsschrift für Aufklärung über ideale Frauenfreundschaft

Aus dem Inhalt:

Die homosexuelle Frau und die Reichstagswahl

Was ist Schund und Schmutz?

Rauchende Frauen

Der Klub der Freundinnen

Was wir Transvestiten leiden

Illustrationen
Aktbilder

Freundinnen

Photo: Manuel Frères

Titelblatt der Zeitschrift »Die Freundin«, 14. 5. 1928

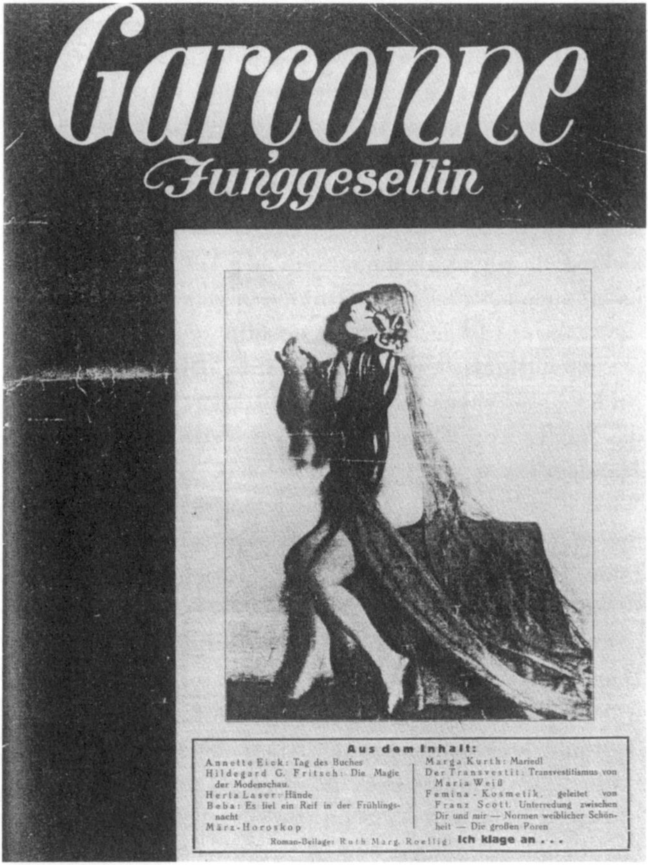

Garçonne
Junggesellin

Aus dem Inhalt:

Annette Eick: Tag des Buches
Hildegard G. Fritsch: Die Magie der Modenschau.
Herta Laser: Hände
Beba: Es fiel ein Reif in der Frühlingsnacht
März-Horoskop
Marga Kurth: Mariedl
Der Transvestit: Transvestitismus von Maria Weiß
Femina-Kosmetik, geleitet von Franz Scott. Unterredung zwischen Dir und mir — Normen weiblicher Schönheit — Die großen Poren

Roman-Beilage: Ruth Marg. Roellig: **Ich klage an . . .**

Titelblatt der Zeitschrift »Garçonne. Junggesellin, 1931, 7

Helens Freund Pierre Roché. In der Normandie wurde Charlotte Zeugin eines Beziehungsmusters, wie sie es auch bei den Benjamins miterleben konnte. In beiden Fällen wurde eine Dreieckskonstellation gelebt, unter der Liebe und Freundschaft nicht zu leiden hatten. Eifersucht, Neid und Konkurrenzdenken spielten keine Rolle. »Wieder einmal begegnete ich einer besonderen Art verfeinerter Beziehungen, einem Ideal menschlichen Verhaltens, das vielleicht viele anstrebten, aber nur wenige jemals erreichen« (1, S. 124). Im Übrigen sei noch erwähnt, dass Pierre Roché in seinem Roman ›Jules et Jim‹ ein beinahe fotografisches Bild seines Lebens mit Helen und Franz Hessel entwarf, das später von Francois Truffaut verfilmt wurde; mit Jeanne Moreau in der Rolle der Helen.

Wieder zurück in Deutschland, ließen sich die politischen Spannungen, die dort herrschten, nicht länger verleugnen. Jahrelang kam Charlotte Wolff nicht in den Sinn, dass sie in Gefahr sein könnte oder dass »sich zwischen den beiden Grundelementen, auf denen ihr Dasein aufbaute: Jüdin und Deutsche zu sein, je ein unüberbrückbarer Abgrund auftun würde« (10, S. 71). Nun aber fühlte sie sich zum ersten Mal bedroht. Der leitende Arzt der Krankenkassen teilte ihr im Frühjahr 1931 mit, dass es für sie zu gefährlich sei, weiterhin ihre Tätigkeit in der Schwangerschaftsfürsorge und der Familienplanung fortzusetzen. So wurde sie auf eine neutrale Stelle versetzt und nach etwa einem Jahr wurde sie

Direktorin des Elektro-physikalischen Institutes in Neukölln. Bereits im Herbst 1932 wurde sie von Katherine verlassen, die wiederum von ihrem Vater dazu gedrängt wurde, der dagegen war, dass sie weiterhin ihr Leben mit einer Jüdin teilte. Die Ereignisse überschlugen sich. Charlotte Wolff traf der Boykott vom 1. April 1933, und ihr wurde gekündigt. Wenig später wurde sie von einem Gestapo-Offizier mit den Worten: »Sie sind eine Frau in Männerkleidung und eine Spionin« (1, S. 127) verhaftet. In keiner ihrer beiden Autobiografien erwähnte Charlotte Wolff, dass sie Männerkleidung trug, doch es war in den 20er Jahren nicht unüblich, dass Frauen, insbesondere Lesbierinnen, in männlichem Stil gehaltene Damenmode trugen. »›Garconne‹ war damals Mode. ... Der Garconne-Typ (der sich mit vielen Bildern noch heute gut belegen läßt) ist vermutlich eine Reaktion auf den erfolgreichen Roman ›La Garconne‹ von Victor Margueritte, bzw. prägte sich nach dessen Vorbild« (11, S. 149).

Als Charlotte Wolff nach ihrer Verhaftung bei der Bahnhofswache ankam, wurde sie von einem dortigen Wachmann als die Ärztin erkannt, die seine Frau im Neuköllner Ambulatorium einst behandelt hatte. Dies rettete Charlotte Wolff für diesen Augenblick und man ließ sie gehen. Als aber kurze Zeit darauf ihre Wohnung auf Grund einer Denunzierung nach Bomben durchsucht wurde, leitete sie ihren »Exodus von Berlin nach Paris in die Wege«. Unter großer seelischer Anspannung und Bedrängnis verließ Charlotte Wolff am 26. Mai 1933 Deutschland und reiste mit dem Zug nach Paris. Im *Ärzteblatt für Berlin* kann man im Jahre 1934 einen Eintrag unter »Abgänge« über sie finden. Dieser lautet »Frau Dr. Wolff, Charlotte, Zehlendorf, Thanner Pfad 7; auf Reisen abgemeldet« (12, S. 38).

Im Exil

Charlotte Wolffs erste Unterkunft in Paris war ein kleines Zimmer in einem Hotel am Place du Panthéon. Bald nahm sie Kontakt mit Helen Hessel auf, die ein Atelier in der Nähe bewohnte und jetzt als Modeberichterstatterin für die Frankfurter Zeitung arbeitete. Obwohl sie sich über die Gastfreundschaft von Helen Hessel und deren Sohn Paul sehr freute, durchlebte Charlotte in den ersten Monaten nach ihrer Ankunft in Frankreich eher ein Wechselbad der Gefühle. Bald veränderte sich die freundschaftliche Beziehung zu Helen Hessel. Sie kamen sich näher denn je zuvor, obwohl Helen eine schmerzliche Trennung von einem Mann, den sie leidenschaftlich liebte, durchlebte. Beide Frauen zogen im August 1933 gemeinsam in eine Wohnung auf dem Boulevard Brune. Bald beschlossen sie, miteinander einen Urlaub in Sanary-sur-Mer, einer Kleinstadt an der südfranzösischen Mittelmeerküste, zu verbringen. Dies ist ein kultureller Anziehungspunkt für Schriftsteller

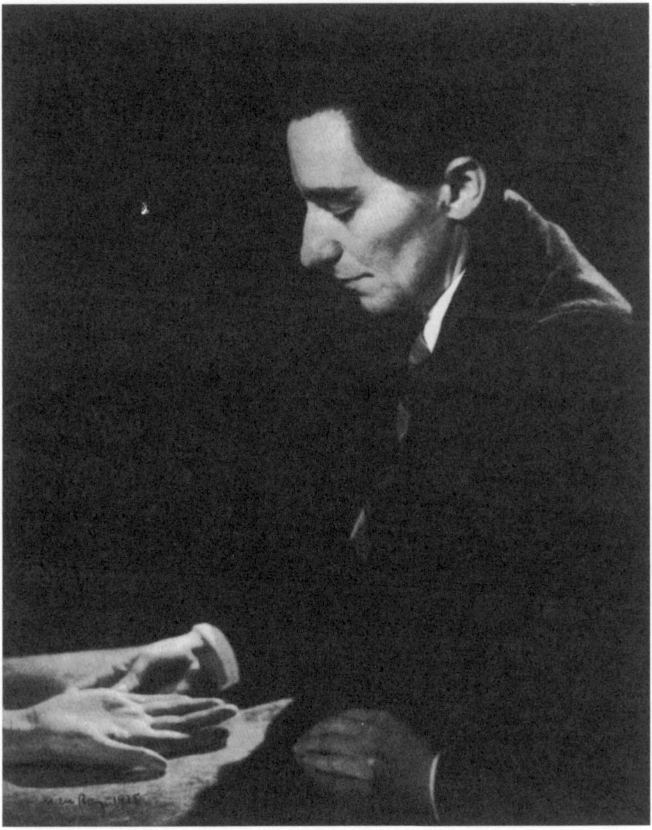

Charlotte Wolff während einer Handanalyse, 1935

und Künstler aus verschiedenen Ländern. Auf einer Party, die Charlotte Wolff dort miterlebte, traf sie auf mehrere beeindruckende Künstler und Schriftsteller. Sie lernte Thomas Mann und dessen Frau Katja und deren Söhne Golo und Klaus kennen, sowie Aldous und Maria Huxley. Den Großteil ihres Urlaubs verbrachte Charlotte Wolff nun gemeinsam mit den Huxleys, wobei vor allem Maria Huxley fasziniert war von Charlotte und ihrem Wissen über die Chirologie. Sie bat Charlotte, ihre Kenntnisse darüber ihr selbst beizubringen. Zudem riet Maria ihr, sich beruflich auf die Handinterpretation zu verlegen.

Für Charlotte Wolff war es nun wichtig, sich eine finanzielle Sicherheit aufzubauen. Eine Arbeitserlaubnis wurde Flüchtlingen in Frankreich nicht gewährt, aber mit einer so ungewöhnlichen Tätigkeit wie die Chirologie glaubte sie, nicht mit der französischen Gesetzgebung in Konflikt zu geraten.

Mit diesem Ziel vor Augen, stürzte sie sich nun in ihr neues Vorhaben. Zunächst erschien es ihr als das Wichtigste, eine wissenschaftliche Untersuchung der Hand durchzuführen. Sie kam in Kontakt mit Henri Wallon, einem Professor an der ›Ecole des Hautes Etudes‹, der sie in der folgenden Zeit tatkräftig unterstützte. Mit seiner Hilfe konnte Charlotte Wolff mehrere Studien an Händen von verschiedenen Personengruppen, geistig retardierten sowie ›normalen‹, durchführen. Die Forschungstätigkeit gab ihr einen »ähnlichen

Auftrieb wie einst das Versemachen. ... Ich begriff, daß ich meine schöpferischen Fähigkeiten auf meinen neuen Beruf übertragen mußte. Zum Glück begann eine intensive Forschertätigkeit, die mir viele Jahre lang Entdeckerfreuden bescherte« (3, S. 80). Den finanziellen Lebensunterhalt verdiente sich Charlotte Wolff durch private Handanalysen, wobei sich ihr Klientel hauptsächlich aus Schriftstellern, Künstlern und Aristokraten zusammen setzte. Durch diesen Kundenkreis lernte sie viele außergewöhnliche Menschen kennen, so zum Beispiel Baladine Klossowska, Balthus und Pierre Klossowski, André Breton, Paul Éluard, Antoine und Consuelo de Saint-Exupéry, Man Ray, Max Ernst, Salvador Dali und andere.

Zwei Jahre vergingen, bis sich eine Veränderung in der Beziehung von Charlotte mit Helen vollzog. Helen wurde gegenüber Charlotte zurückhaltender. »Die Tatsache, daß ich mich in die Prinzessin Armande de Polignac verliebt hatte, und Helen diese Frau... nicht mochte, mag ihren Teil zu dieser Entwicklung beigetragen haben. ... Doch eines Tages beleidigte Helen mich mit einer unmißverständlichen antisemitischen Äußerung. ... (Ich) packte meinen Koffer und ging« (1, S. 151).

Charlotte zog im Frühjahr 1935 ins Hotel Voltaire am Quai Voltaire, wo auch Sybille Bedford lebte, mit der sie sich allmählich anfreundete. Noch im selben Jahr lud Maria Huxley Charlotte nach London ein. Maria riet ihr, ein

Buch über ihre Studien zur Chirologie zu schreiben, zu dem Aldous Huxley das Vorwort beisteuern würde. Kurz zuvor wurden bereits in einem Artikel die Ergebnisse von Handuntersuchungen aus dem bunten Kreis französischer surrealistischer Künstler in der Zeitschrift *Minotaure* veröffentlicht, der als Grundlage für ihr neues Werk dienen sollte. Für den Aufenthalt in England hatte Maria Huxley für alle möglichen Begegnungen gesorgt, sodass Charlotte Wolff wieder viele neue Bekanntschaften machte. Virginia Woolf traf sie zweimal während ihres Besuchs in London. Virginia Woolfs Leben wurde immer wieder von seelischen Zusammenbrüchen erschüttert. Deshalb zeigte sie eine gewisse Reserviertheit sowohl in ihrem Auftreten als auch in Gesprächen mit ihr. Einerseits gab sie sich witzig, andererseits konnte sie aber auch »geradezu teuflisch boshaft sein«[13]. Doch Charlotte Wolff fand mit ihrem psychologischen Einfühlungsvermögen Zugang zu dieser unnahbaren Frau. Des Weiteren lernte Charlotte Wolff Bernard Shaw, Mr. Philipp und Lady Ottolina Morell kennen. Mit Lady Ottolina freundete sie sich an. »Ich hatte eine persönliche, fast emotionale Beziehung zu ihr, die sie voll und ganz erwiderte. Freundschaften auf den ersten Blick sind vielleicht selten, aber damals passierte es mir. Mit dem ersten Blick sah ich ihre überwältigende Großherzigkeit und ihre Anteilnahme an Menschen und menschlichem Verhalten« (3, S. 96).

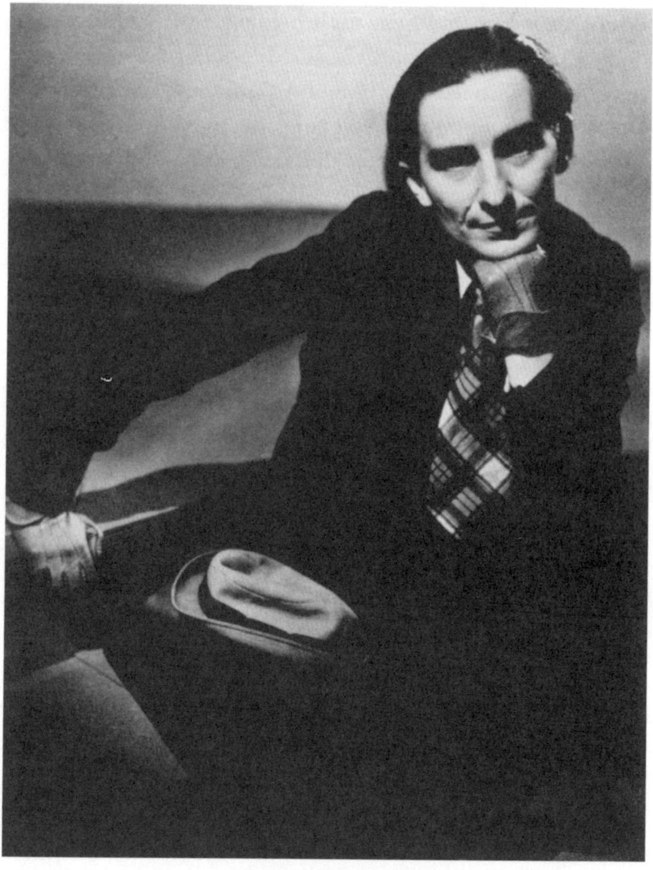

Charlotte Wolff, 1936

Wieder zurück in Paris, verbrachte Charlotte Wolff nur noch ein Jahr in Frankreich. Während dieser Zeit arbeitete sie weiter intensiv an ihren Forschungen zur Chirologie. Doch im Sommer 1936 traf Charlotte Wolff erste Vorbereitungen für eine Ausreise aus Frankreich, nachdem sie mit Professor Wallon gesprochen hatte, der genau wie sie eine deutsche Invasion in Frankreich für möglich hielt.
Charlotte Wolff reiste am 26. Oktober 1936 nach England und sie wählte London als Ziel. Genau wie in Frankreich finanzierte sie sich ihren Lebensunterhalt durch private Handanalysen, während sie andererseits weiter an ihren Forschungen zur Handdiagnostik arbeitete. Doch wie auch schon in Frankreich lebte sie gerade deshalb in einem inneren Konflikt. »Die Art, wie ich meinen Lebensunterhalt verdiente, war ein emotionaler Stolperstein. Meine Überzeugung und mein Herz gehörten der Forschung, der Welt klinischer Erfahrung und dem allmählichen Wachsen von Ergebnissen durch das wissenschaftliche Experiment. Nur in dieser Sphäre hatte mein Geist Entfaltungsmöglichkeiten. Aber um leben zu können, mußte ich mich verstellen und auf Effekthascherei bedacht sein. Ich mußte meine Patienten befriedigen, sonst wäre mein Sprechzimmer leer geblieben. Der ständige Zwang, mit unbewußten, intuitiven Kräften zu arbeiten, vergrößerte meine Angst, die ohnehin schon schlimm genug war« (3, S. 89).

Charlotte Wolff distanzierte sich immer konsequent von den Praktiken der Hellseherei und von Hand-Wahrsager-Methoden. Sie zog ein Leben in England einem Leben in Frankreich vor, da sie dort das Gefühl kollektiver Sicherheit erlebte. Dennoch wurde es für Charlotte Wolff in London zunächst schwieriger, mit dem Konflikt zwischen Beruf und Berufung, wie oben beschrieben, fertig zu werden. Da sie aber nach einiger Zeit die Erlaubnis bekam, im Land bleiben zu dürfen und sie zudem eine Lizenz als Graphologin erhielt, wuchs ein gewisses Sicherheitsgefühl. Außerdem erhielt sie wenig später die Erlaubnis als Psychotherapeutin arbeiten zu dürfen. Ihre Forschungstätigkeiten konnte sie immer ohne Probleme ausüben.
Es folgte eine Zeit, in der Charlotte Wolff sehr viel zur Thematik ›Chirologie‹ publizierte. Auf Grund ihrer Veröffentlichungen wurde sie so erfolgreich, dass sie im Jahre 1942 Ehrenmitglied der *British Psychological Society* wurde.
Das Kriegsende im Jahr 1945 berührte Charlotte Wolff nicht sonderlich, doch im Laufe der Zeit stellte sie fest, dass sich damit die Zeiten geändert hatten und sie sich wieder freier bewegen konnte. Reisen ins Ausland waren wieder möglich. Im Mai 1947 erhielt sie den dafür nötigen Reisepass und noch im gleichen Jahr reiste sie nach Frankreich, um Professor Wallon wieder zu sehen. Er lud sie ein, an der École des Hautes Études einen Vortrag zu halten.

Zwar beschreibt Charlotte Wolff das Jahr 1947 insgesamt als ein »sehr gutes Jahr« (1, S. 198), dennoch erlebte sie zu dieser Zeit auch das Gefühl des Entwurzelt-Seins mehr denn je. Die Sehnsucht nach einem friedlichen Zuhause, das für sie ein grundlegendes Bedürfnis war, erfüllte sich in England nicht. »Meine Selbstbeschreibung als internationale Jüdin mit einem britischen Paß trifft genau den Kern der Sache« (1, S. 199).
Ihre privaten Schwierigkeiten hinderten sie jedoch nicht daran, weiterhin tatkräftig zu arbeiten und zu forschen. Alles in allem waren ihre Arbeiten so erfolgreich, dass sie jetzt nach beinahe zwanzig Jahren ihre Tätigkeit als Ärztin wieder offiziell ausüben durfte. Sie erhielt 1951 die Approbation und eröffnete im gleichen Jahr ihre eigene Praxis in London.
Charlotte Wolff arbeitete als Psychiaterin, erstellte psychiatrische Gutachten für die Bewährungshilfe und behandelte Patientinnen und Patienten psychotherapeutisch. Auf Grund dieser Tätigkeiten kam sie in Kontakt mit homosexuellen Menschen und sie wurde konfrontiert mit deren psychosozialen Lebensbedingungen. »Mein Interesse an gelebter lesbischer Liebe geht bis in meine Studentenzeit zurück, wurde jedoch zu einem absorbierenden Thema, als ich diesen Bereich zu meinem neuen Forschungsgebiet in den 60er Jahren machte« (1, S. 222). »Ich hatte eine Reihe lesbischer und bisexueller Patientinnen in der Praxis, und der

Gegensatz zwischen meiner eigenen individuellen, selbstsicheren Lebensführung im Vergleich zu diesen Frauen, die sich beruflich, gesellschaftlich oder in der Familie diskriminiert fühlten, war der Auslöser. Außerdem war ja die gesamte Situation dieser Frauen, die andere Frauen liebten, noch niemals in Buchform wissenschaftlich behandelt worden. Ich wollte diese Lücke ausfüllen. Manche Entdeckung, die ich in meiner Studie machte, hatte Einfluß darauf, daß ich mich später mit dem Phänomen der Bisexualität beschäftigte« (14, S. 217).

Charlotte Wolff interessierte sich nicht wegen ihrer eigenen Freundschaften mit Frauen für die weibliche Homosexualität, sondern weil sie jegliche Art der Kategorisierung und Stereotypisierung wie z. B. Homosexualität auf der einen Seite und Heterosexualität auf der anderen Seite ablehnte. In einer groß angelegten Studie konnte sie 108 Frauen, die sich als lesbisch bezeichneten, und 100 heterosexuelle Frauen für ihr Forschungsprojekt gewinnen. Sie interviewte die Lesbierinnen, ließ sie einen Fragebogen ausfüllen und eine ›emotionale Autobiografie‹ schreiben. Dann verglich sie die Ergebnisse mit denen der heterosexuellen Frauen, die die Kontrollgruppe ihrer empirischen Untersuchung darstellten. Die Resultate hierzu wurden im Jahre 1971 in der unter dem Titel *Love between Women* veröffentlichten Publikation dargestellt. In den folgenden Jahren erforschte Charlotte Wolff das Leben bisexueller

Menschen und die Ergebnisse ihrer empirischen Untersuchungen an je 75 Männern und Frauen wurden in ihrem Werk *Bisexuality* veröffentlicht.
Bei der Literaturrecherche für die Studie zur Bisexualität stieß Charlotte Wolff auf die Werke von Magnus Hirschfeld. Diese hielt sie historisch für interessant und teilweise auch für die Gegenwart bedeutsam. Die Idee, ein Porträt über diesen Wissenschaftler zu schreiben, kam Charlotte Wolff bereits in diesen Jahren, sollte aber erst später verwirklicht werden.
Privat erlebte Charlotte Wolff eine positive Veränderung, als sie Caroline bei einem Urlaub in Cornwall im Oktober 1948 kennen lernte. Die beiden Frauen freundeten sich an und diese Freundschaft sollte noch lange andauern. Caroline gab Charlotte emotionale Sicherheit wie lange nicht mehr, da es für sie nach wie vor schwierig war, in England ein emotionales Zuhause zu finden.
Caroline war zur gleichen Zeit auch mit einer Frau namens Isabel befreundet, und jetzt erlebte Charlotte zum dritten Mal in ihrem Leben eine Dreiecksbeziehung – nun aber war sie selbst involviert. Immer wieder schienen ihr diese Beziehungsmuster zu begegnen. Die Freundschaft mit Caroline und Isabel verarbeitete Charlotte Wolff in ihrem zum Teil autobiografischen Roman *An Older Love*.
Auf Grund ihrer sexualwissenschaftlichen Forschungen, insbesondere zur Homosexualität von Frauen, bekam

Charlotte Wolff in den 1970er Jahren wieder Kontakt mit Deutschland. Ihre Forschungen zu diesem Thema begannen mit einem Aufsatz über weibliche Homosexualität, den sie 1961 verfasste und der Teil ihrer autobiografischen Notizen ihres Werkes *On the Way to Myself* wurde. Zehn Jahre später wurde sie nun von einem deutschen Verlag kontaktiert, der dieses Buch unter dem Titel *Innenwelt und Außenwelt* herausbringen wollte. Zu diesem Zeitpunkt hatte Charlotte Wolff noch ambivalente Gefühle Deutschland gegenüber.

Erst durch die Bekanntschaft mit der Übersetzerin Christel Buschmann »brach das ganze Kartenhaus der Vorurteile gegen die Deutschen – jedenfalls der jüngeren Generation – zusammen« (1, S. 272). Der Weg für eine erneute Annäherung an deutsche Menschen war geebnet.

Charlotte Wolff kam in Kontakt mit der Bewegung homosexueller Frauen in Deutschland. Die verschiedenen Gruppen von Lesbierinnen wollten Charlotte Wolff persönlich kennen lernen, um sie zu interviewen. Deshalb fuhr sie in den Jahren 1978 und 1979 nach Berlin. »Homosexuelle Frauen und Männer haben eine Sehnsucht nach ihrer eigenen Geschichte, und vermutlich war dies auch der Grund, warum meine Berliner Briefpartnerinnen auf die Suche nach ihren ›Wurzeln‹ gegangen waren. ›Die 70er Jahre begegnen den 20ern‹ war der Schlachtruf junger Deutscher, nicht nur der Homosexuellen« (1, S. 276 f.).

Bei den Besuchen in Berlin wurde Charlotte Wolff gebeten, Vorträge zu halten, aus ihrem Leben zu berichten und bei Lesungen ihre Werke vorzustellen. Das Interesse war groß und schon bald entstanden mehrere Diskussionsforen, bei denen zum Teil auch ein durchaus heftiger Austausch verschiedener Meinungen stattfand. Charlotte Wolff war von soviel Engagement angetan und genoss »den Kampf und die Harmonie« (1,S.291) gleichermaßen. Die neuen Freundschaften, die sie schließen konnte, bereicherten ihr Leben, gaben ihr endlich das Gefühl des Nachhausekommens. »Berlin war wieder ein Ort auf meiner emotionalen Landkarte geworden. Es hatte mir ein neues Leben gegeben« (1, S.316).

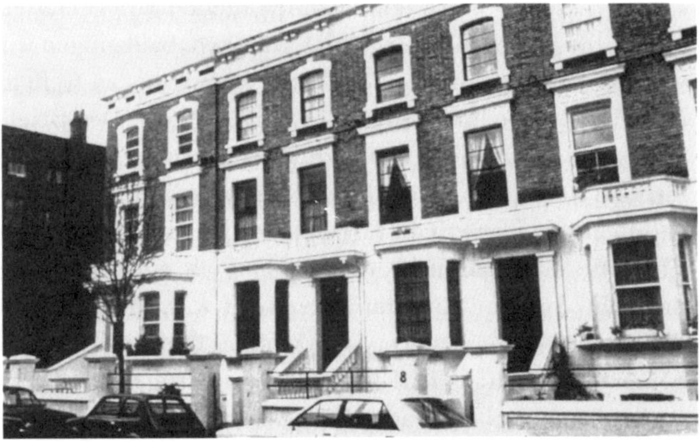

Wohnhaus von Charlotte Wolff, Redcliff Place 2, london

Als Christa Wolf im Jahre 1983 Charlotte Wolffs Autobiografie *Augenblicke verändern uns mehr als die Zeit* in die Hände bekam, stieß sie dort auf ihren eigenen Namen. Charlotte Wolff zitierte die Zeile »*Und fühlte den Herzschlag der Erde unter seinen Fußsohlen*« aus ihrem Buch *Kein Ort. Nirgends.* Charlotte Wolff war in ihrer Autobiografie erstaunt über diese Zeile, da sie selbst in ihrem Gedicht *Jesaias* das gleiche Bild mit etwas anderen Worten darstellt: »*Durch die Sohlen seiner Füße brennt das Herzensblut der Erde*«. Christa Wolf hatte nun das Bedürfnis, sich mit Charlotte Wolff in Verbindung zu setzen. Als sie ihr dann einen Brief schrieb, antwortete Charlotte Wolff sogleich mit großem Enthusiasmus. Es entwickelte sich innerhalb der nächsten dreieinhalb Jahre »ein ziemlich dichter Briefwechsel, ein Austausch von Büchern und Gedanken, bald gingen wir vom Sie zum Du über und machten Pläne, uns zu treffen, die leider ... nie ausgeführt wurden« (15, S. 69). Der Briefwechsel dieser beiden Frauen, der 2004 vom Verlag Luchterhand unter dem Titel »*Ja, unsere Kreise berühren sich*« veröffentlicht wurde, gibt Einblicke in die letzten Jahre von Charlotte Wolff. So wird darin z. B. deutlich, wie wichtig die deutsche Sprache für Charlotte Wolff war. »Sie, Christa Wolf, haben schon lange etwas Wichtiges für mich getan. ... Sehen Sie, als ich ins ›Exil‹ (das mir ja großartig bekam) ging – war die deutsche Sprache mir nicht nur verloren – sondern ein Greuel. ... Für mich sind Sie diejenige, die weitaus am meisten die deutsche Sprache neu ins Leben gebracht hat. ... Es ist durch Ihre Bücher, daß für mich die deutsche Sprache neu ins Leben gerufen ist – u. nicht, wie Sie denken, ›auch‹ durch Ihre Bücher. Kein Böll, Frisch, Grass, nicht einmal, soviel ich von Prosa der Ingeborg Bachmann gelesen habe, hat das für mich fertig gebracht« (16, S. 11 ff.). In diesem Briefwechsel wird außerdem offensichtlich, dass Charlotte Wolff oft erschöpft war von ihrer Arbeit und Christa Wolf sich deshalb Sorgen um sie machte. Inzwischen hatte Charlotte Wolff ihre Idee, eine Porträt-Studie über Magnus Hirschfeld zu verfassen, in die Tat umgesetzt und sie arbeitete daran sehr hart. »Viel, manchmal aufregende Arbeit – immer noch mit harrassement (sic!) der Zeit – wegen Alter – Aber ich könnte nicht ohne sie sein – Ich bin umgeben von Literatur, Photokopien etc. etc. – über Hirschfeld« (16, S. 54). Diese Biografie kostete jedoch viel Kraft, die Charlotte Wolff kaum mehr aufbringen konnte und die Umgebung, in der sie arbeitete, war nicht optimal. Tagsüber hielt sie sich in ihrer Wohnung am Redcliffe Place auf, wo sie »immer allein« war und an ihrem Werk schrieb. Störend empfand sie allerdings das ständige Klavierspiel des Nachbarn. »Denn da sitzt mir ein böser Geist auf der Pelle – in dieser von mir mit viel Freude u. Wahl eingerichteten Wohnung. Das ›Gift‹ ist das dauernde Pianospielen des Nachbars – Er hat nie gearbeitet u. spielt furchtbar« (16, S. 54). Jeden Abend ging sie zu ihrer Freundin

Audrey Wood, wo sie die Nacht über blieb. Insgesamt arbeitete sie sechs Jahre mit intensiver Hingabe und mit wissenschaftlicher ›Entdeckerfreude‹ an der Studie über Magnus Hirschfeld, die 1986 in London erschien. »Dieses Porträt gilt als eines ihrer wichtigsten wissenschaftlichen Werke« (17, S. 3), wird Jahre später festgestellt.

Gegen Ende der Briefkorrespondenz der beiden Frauen wurde deutlich, wie schwer krank Charlotte Wolff bereits war. Doch trotz ihrer Erschöpfung plante sie nach Abschluss der Hirschfeld-Biografie, ein Erinnerungsbuch an ihre Zeit in Frankreich zu schreiben. Der Titel hierfür stand bereits fest: Paris – verliebt in eine Stadt. Dieses Vorhaben gelangte aber nicht über die ersten Notizen darüber hinaus. Von Charlotte Wolffs Freundin Audrey Wood erfuhr Christa Wolf in einem Schreiben, dass Charlotte am 12. September 1986 in ihrer Wohnung »an einer Herzthrombose gestorben sei« (16, S. 142).

Nach dem Tod von Charlotte Wolff geriet ihr Name nicht in Vergessenheit. So wurde zum Beispiel nach etwa zehn Jahren der Entschluss gefasst, das Charlottenburger Studienkolleg in Berlin in »Charlotte-Wolff-Kolleg« umzubenennen. Damit sollte ein Signal für Toleranz und Weltoffenheit gesetzt werden. Die Umbenennung erfolgte nicht ohne Widerstände seitens des zuständigen Bildungsstadtrats. Als dann im Februar 1997 die Namensgebung feierlich stattfinden konnte, hielt Christa Wolf die Laudatio.

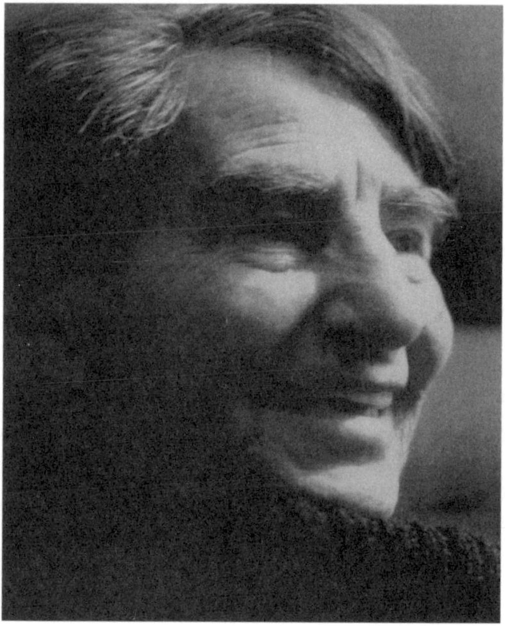

Charlotte Wolff

Quellennachweis

1. C. Wolff. Augenblicke verändern uns mehr als die Zeit. Eine Autobiographie. Frankfurt am Main, 1986.
2. C. Wolff. Alles ist Biographie. Über die sexuelle Konditionierung des Menschen. Interview mit Charlotte Wolff. In: Liebe, Sexualität und soziale Mythen. Mit Beiträgen von G. Bleibtreu-Ehrenberg u.a. Weinheim, 1985, S. 44–59.
3. C. Wolff. Innenwelt und Außenwelt. Autobiographie eines Bewusstseins. München, 1971.
4. U. Scheub. Verrückt nach Leben. Berliner Szenen in den zwanziger Jahren. Reinbek, 2002.
5. H. Schader. Konstruktion weiblicher Homosexualität in Zeitschriften homosexueller Freuen in den 1920er Jahren. In: Invertito. Jahrbuch für die Geschichte der Homosexualitäten. Jg. 2: Homosexualität in der Weimarer Republik 1919–1933. Hamburg, 2000, S. 8–22.
6. I. Kokula & C. Wolff. Berlin – Paris – London. Ein Interview mit Charlotte Wolff. In: UKZ. Das Lesbenmagazin aus Berlin, 1997, Heft 4/5, S. 26–30.
7. Marzena. Eldorado Berlin. Lesben und Schwule in der Weimarer Zeit. In: UKZ. Das Lesbenmagazin aus Berlin, 1997, Heft 2, S. 23–25.
8. A. Grossmann. Berliner Ärztinnen und Volksgesundheit in der Weimarer Republik. Zwischen Sexualreform und Eugenik. In: Ch. Eifert & S. Rouette (Hg.), Unter allen Umständen. Frauengeschichte(n) in Berlin, 1986, S. 183–217.
9. Psychologie heute, »Für mich ist die Frauenbewegung die größte Revolution aller Zeiten«. Im Gespräch: Charlotte Wolff. Psychologie heute, H. 5, 1981, S. 30–38.
10. C. Wolf. Charlotte Wolff – »Internationale Jüdin mit britischem

Pass«. Rede aus Anlass der Benennung des Charlottenburger Studienkollegs in Berlin in Charlotte-Wolff-Kolleg. In: Argonautenschiff. Jahrbuch der Anna-Seghers-Gesellschaft Berlin und Mainz e.V. Band 6. Berlin, 1997, S. 69–76.

11. I. Kokula. Lesbisch leben von Weimar bis zur Nachkriegszeit. In: Berlin-Museum (Hg.). ELDORADO. Homosexuelle Frauen und Männer in Berlin 1850–1950. Geschichte, Alltag und Kultur. Berlin, 1984, S. 149–161.
12. Ärzteblatt für Berlin, Jg. 39. Berlin, 1934, S. 38–39.
13. S. Amrain. Virginia Woolf. In: Luise F. Pusch (Hg.): Berühmte Frauen. Kalender 1991. März/13. Woche. Ohne Seitenangabe.
14. G. Bleibtreu-Ehrenberg. Charlotte Wolff (1897–1986). »Ablehnung entsteht aus Angst, und Angst erzeugt Widerwillen«. In: H. Erler u. a. (Hg.), »Meinetwegen ist die Welt erschaffen«. Das intellektuelle Vermächtnis des deutschsprachigen Judentums 58 Porträts. Frankfurt, 1997, S. 212–218.
15. C. Wolf. Charlotte Wolff – »Internationale Jüdin mit britischem Pass«. Rede aus Anlass der Benennung des Charlottenburger Studienkollegs in Berlin in Charlotte-Wolff-Kolleg. In: Argonautenschiff. Jahrbuch der Anna-Seghers-Gesellschaft Berlin und Mainz e. V. Band 6. Berlin, 1997, S. 69–76.
16. C. Wolf & C. Wolff. Ja, unsere Kreise berühren sich. München, 2004.
17. H. Kleiber & M. Weiland. Porträt über Dr. Charlotte Wolff. Kurzfassung eines Vortrages bei LeTRa am 21. 9. 2000. S. 1–4.

Weiterführende Literatur

Auffermann, V., Werden Gefühle blasser, wenn man älter wird? Christa Wolfs Briefwechsel mit einer kämpferischen Emigrantin und ein Bildband zum Fünfundsiebzigsten. In: Die Zeit, Literaturbeilage 14, 2004.

Eifert, C & Rouette, S., Unter allen Umständen. Frauengeschichte(n) in Berlin. Berlin, 1986.

Eldorado. Homosexuelle Frauen und Männer in Berlin 1850–1950. Geschichte, Alltag und Kultur. Berlin, 1984.

Gaarlandt, J. G. (Hg.), Das denkende Herz. Die Tagebücher von Etty Hillesum 1941–1943. Reinbek, 1994.

Giesenbauer, H. »Ein starker Geist kennt kein Alter«. Zum Tode von Charlotte Wolff. taz, 27. 10. 1986, S. 11.

Kaatzer, S., Ehrung für Charlotte Wolff. Zehn Jahre nach dem Tod. Blattgold 2/97 (Februar 1997), S. 6–7.

Minz, J. (Hg.), »Liebe und ein starker Geist kennen kein Alter – Phantasie hat keine Zeit«. Materialien zur Erinnerung an Charlotte Wolff, Berlin, 1998.

Rappold, C., Die Handdiagnose – ein zu Unrecht vergessenes Gebiet der Psychodiagnostik? Zu Leben, Werk und Wirkung von Charlotte Wolff. Magisterarbeit. Hagen, 2005, S. 1–41.

Rieder, I., Wer mit wem? Hundert Jahre lesbische Liebe. Berühmte Frauen, ihre Freundinnen, Liebhaberinnen und Lebensgefährtinnen. Wien, 1994.

Rieger, E., »Internationale Jüdin mit britischem Pass«: Charlotte Wolff. Virginia, 2003, Nr. 34, S. 14.

Rieger, E. & Lengerke, C. von, Charlotte Wolff, eine unbequeme, aber leidenschaftliche Mitstreiterin. Virginia, 1987, Nr. 2, S. 1–2.

Rüter, C. M., Begegnung mit Audrey Wood. http://www.pabst-wolter.de/9-biografie/seiten/text_christa_maria.html

Schoppmann, C., Nationalsozialistische Sexualpolitik und weibliche Homosexualität. Pfaffenweiler, 1997.
Walti, A., Charlotte Wolff – Ärztin und Forscherin. In: DIE. Lesbenzeitschrift, Nr. 6, Winter 1997, S. 12–16.

Werke von Charlotte Wolff

Monografien

1928 Die Fürsorge für die Familie im Rahmen der Schwangerenberatung der Ambulatorien des Verbandes der Berliner Krankenkassen. Berlin. Diss.Med
1936 Studies in Hand-Reading. London
1942 The Human Hand. London
1945 A Psychology of Gesture. London
1951 The Hand in Psychological Diagnosis. London
1969 On the Way to Myself. Communications to a Friend. London
1971 Love between Women. London
1976 An Older Love. London
1977 Bisexuality. A Study. London
1980 Hindsight. London
1986 Magnus Hirschfeld. A Portrait of a Pioneer in Sexology. London

Aufsätze und unselbstständige Literatur

1924 Gedichte in *Vers und Prosa*, hrsg. von Franz Hessel
1935 Les Révélations Psychologiques de la Main. In: Minotaure
1937 The Form and Dermatoglyphs of the Hands and Feet of Certain Anthropiod Apes. In: Proceedings of the Zoological Society

1938 Les Principes de la Chirologie. In: Ecyclopédie Francaise. Band 8 (La Vie Mentale)

1938 A Comparative Study of the Extremities of Primates. In: Proceedings of the Zoological Society

1941 Character and Mentality as Related to Hand-Markings. In: British Journal of Medical Psychology, 18, S. 364–382

1944 The Hand of the Mental Defective. In: British Journal of Medical Psychology, 20, S. 147–160

1947 The Form and Dermatoglyphics of the Hands of 115 Difficult and High Grade Boys. In: British Journal of Medical Psychology, S. 38–49

1948 La Main et les Tendances Psycho-Biologiques chez l'Enfant. In: Enfance, Revue Psychologique. Nov/Dec

1949 Le Facteur Constitutionel de la Defiance Mentale et Morale d'après Le Main. In: Enfance, Revue Psychologique. Nov/Dec

Claudia Rappold
Studium des öffentlichen Bibliothekswesens 1993–1997 in Köln; Mitarbeit am Projekt »Der Anfang vom Ende: Jüdisches Leben in Köln 1945 bis heute«; Bibliothekarische Tätigkeit am DFG-Projekt »Digitalisierung deutsch-jüdischer Periodika«; Studium der Psychologie und der Erziehungswissenschaft 1998–2005 an der FernUniversität Hagen

Abbildungsnachweis
Archiv Charlotte-Wolff-Kolleg an der VHS Berlin-Charlottenburg – *Seiten 2, 6 (Fotografin Edeltraut Veidt), 18, 22 (Gedichte), 54, 58*
Hindsight, Charlotte Wolff – *Seiten 10, 14, 32, 43, 47*